"健康贵州"丛书(第二辑)

颈椎病的那些事

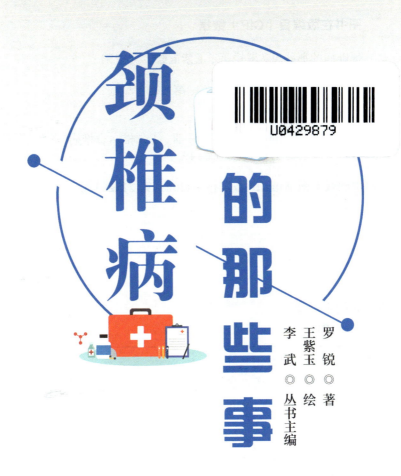

罗　锐 ○ 著
王紫玉 ○ 绘
李　武 ○ 丛书主编

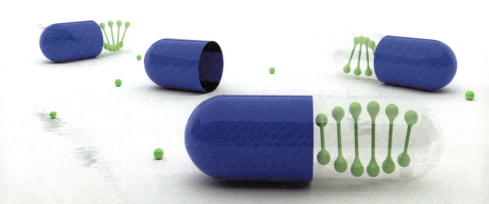

图书在版编目（CIP）数据

颈椎病的那些事 / 罗锐著；王紫玉绘. -- 贵阳：贵州科技出版社，2022.2
（"健康贵州"丛书 / 李武主编. 第二辑）
ISBN 978-7-5532-0995-1

Ⅰ. ①颈… Ⅱ. ①罗… ②王… Ⅲ. ①颈椎－脊椎病－防治－普及读物 Ⅳ. ①R681.5-49

中国版本图书馆CIP数据核字(2021)第217291号

颈椎病的那些事
JINGZHUIBING DE NAXIESHI

出版发行	贵州科技出版社
地　　址	贵阳市中天会展城会展东路A座（邮政编码：550081）
网　　址	http://www.gzstph.com
出 版 人	朱文迅
经　　销	全国各地新华书店
印　　刷	贵州新华印务有限责任公司
版　　次	2022年2月第1版
印　　次	2022年2月第1次
字　　数	80千字
印　　张	3.25
开　　本	889 mm × 1194 mm 1/32
书　　号	ISBN 978-7-5532-0995-1
定　　价	20.00元

天猫旗舰店：http://gzkjcbs.tmall.com
京东专营店：http://mall.jd.com/index-10293347.html

前　言
FOREWORD

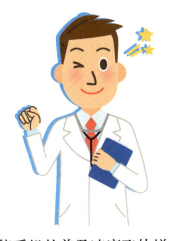

近年来，智能手机的普及速度飞快增长，人们对手机的依赖越来越大，无论是路上、餐馆里，还是公交车上，随处可见低头玩手机的人，"低头族"一词应运而生。长时间低头玩手机不仅会对眼睛造成伤害，而且也会带来一系列的颈椎问题。当然，过度使用手机，只是加剧颈椎病发病的因素之一。在世界卫生组织新公布的"全球十大顽症"中，颈椎病排名第二。国内一项对2000例颈椎病患者展开的调查显示，1～20岁的患者占12%；21～30岁的患者占25%；31～50岁的患者占15%；50岁以上的患者占48%。也就是说，30岁以下的患者接近40%，且这一数据仍在以可怕的速度逐年增高。颈椎病不再是中老年人的"专属"，越来越多的年轻人已经加入颈椎病患者的大军中。最新统计数据显示，我国当前已经有近2亿人患有颈椎病。

这本小书，是为了让更多人更好地认识颈椎病，了解颈椎病的相关知识，从日常生活做起，养成良好的习惯，预防颈椎病；学习科学的治疗方法，积极开展早期治疗，从而避免病症发展，提升健康水平。希望大家都能拥有健康的身体！

罗　锐
2021 年 8 月

目 录
CONTENTS

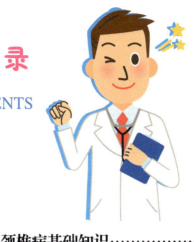

第一部分　颈椎病基础知识……………………………001

一、什么是颈椎病………………………………………002

二、颈椎病有哪些危害…………………………………003

三、颈椎病发生的原因…………………………………005

四、颈椎病的发病特点…………………………………008

五、颈椎病的发病机制…………………………………012

六、颈椎病的病理改变…………………………………013

七、颈椎病的分类………………………………………015

八、颈椎病有哪些症状…………………………………016

九、影像学检查对颈椎病诊断的帮助…………………025

十、颈椎病类型的自我判断……………………………028

十一、颈椎病容易与哪些疾病混淆……………………032

十二、颈椎病有哪些严重并发症……………………039

十三、颈椎病的轻重程度………………………………040

十四、颈椎病会导致瘫痪吗……………………………041

十五、颈椎病能根治吗…………………………………042

十六、年轻人会不会发生颈椎病呢……………………043

十七、颈椎病跟吸烟、喝酒有关系吗…………………044

十八、颈椎病需要注意饮食吗…………………………045

十九、颈椎病的治疗时机………………………………046

二十、得了颈椎病应该做哪些检查……………………047

二十一、如何预防颈椎病………………………………048

二十二、颈椎病的就诊科室……………………………050

第二部分 颈椎病的防治……………………………051

一、颈椎病的治疗………………………………………052

二、哪些情况适合保守治疗……………………………053

三、保守治疗包括哪些方面……………………………054

四、常用颈椎保健操动作………………………………061

五、药物治疗……………………………………………068

六、中医治疗颈椎病包含哪些方法……………………071

七、颈椎病的手术治疗……………………………078

八、颈椎手术属于大手术吗…………………………079

九、严重的颈椎病不手术会导致什么后果……………080

十、哪些情况的颈椎病需要行手术治疗………………081

十一、哪些情况的颈椎病不适合手术治疗……………082

十二、颈椎病手术治疗效果好吗………………………083

十三、做完颈椎手术以后是否一劳永逸………………084

十四、颈椎病手术后颈部的保护措施…………………085

十五、颈椎病手术后的康复训练………………………087

十六、颈椎病手术后的具体康复措施…………………088

十七、颈椎病治疗后的复查有必要吗…………………090

十八、颈椎病患者有哪些注意事项……………………091

十九、日常生活中颈椎病的预防措施有哪些…………092

二十、如何避免颈椎病复发……………………………094

二十一、颈椎病治疗后的效果…………………………095

二十二、颈椎病的就医指南……………………………096

第一部分

颈椎病基础知识

随着生活水平的日渐提高，我们发现身边越来越多的人开始诉说自己年纪轻轻的就得了颈椎病。那么什么是颈椎病呢？颈椎病是不是都是一样的呢？哪些症状提示我们得了颈椎病呢？得了颈椎病，该如何治疗呢？其实这些问题都是老百姓最关注的对于颈椎病的一些基本问题，下面我们就来回答这些问题。

颈椎病的那些事

一、什么是颈椎病

颈椎病是指颈椎间盘及其附属结构退行性改变与继发性改变,刺激或压迫相邻脊髓、神经、血管和食管等组织,造成损害而产生的一系列相应症状和体征。颈椎病是一种常见的退行性疾病,它严重影响着病人的身体健康和生活质量。目前在全球范围内,在现今的社会生活方式下,颈椎病的患病率与发病率均有所提高。

第一部分 颈椎病基础知识

二、颈椎病有哪些危害

颈椎病有很多类型,不同类型的颈椎病症状是不一样的,危害也不一样。大多数颈椎病会导致头、颈、肩、背、手臂酸痛,脖子僵硬,活动受限。颈、肩酸痛可放射至头枕部和上肢,有的伴有头晕,感觉房屋旋转,重者伴有恶心呕吐、

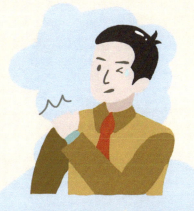

肩酸痛

颈椎病的那些事

卧床不起,少数可有眩晕、猝倒。颈椎病属于慢性疾病的一种,时常影响人们的工作与生活,而且由于患者缺乏对颈椎病的正确认识,还会由此在心理上产生一些障碍。因此,颈椎病可严重影响患者的身心健康及生活质量。

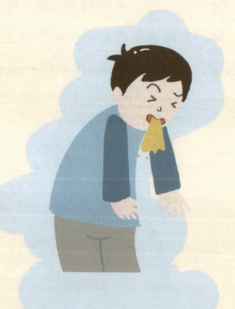

呕吐

第一部分　颈椎病基础知识

三、颈椎病发生的原因

一般认为颈椎病是多种因素共同作用所致,相关的发病原因比较复杂,主要有退行性改变、创伤、劳损、发育性椎管狭窄、炎症及先天性畸形等诸多方面原因。

(1)颈椎退行性改变是导致颈椎病的主要原因。随着年龄增长及颈椎长期超负荷使用、修复能力降低,患者可出现颈椎各结构的改变及机能的衰退。

(2)颈椎结构发育不良,如先天性小椎管等是一些颈椎病的病因。椎管狭窄者在遭受外伤后容易损伤脊髓,甚至轻微的外伤也易于发病,且症状严重。椎管大者则不仅不易发病,即使发病症状亦较轻。

(3)头颈部外伤。有一半的颈椎病与头颈部

颈椎病的那些事

外伤有着直接的联系，根据损伤的部位、程度可在颈椎病各个不同阶段产生不同的影响。

（4）风湿性因素。长期处于比较寒冷的环境中会使机体对疼痛的耐受力降低，致使肌肉痉挛、小血管收缩、淋巴回流减慢、软组织血液循环障碍，最后就会产生无菌性炎症。

（5）慢性劳损。慢性劳损是指超过生理活动范围最大限度或局部所能耐受限值的各种活动所引起的损伤。长期使头颈部处于单一姿势，如经常躺在床上看电视、看书，睡觉时枕头过高，长时间低头打麻将、打扑克、玩电脑、玩手机、看电视，这些不良的生活习惯都会导致慢性劳损，进而导致颈椎病的发生。

（6）颈部炎症。颈部有急性和慢性无菌性炎症时，炎症可直接刺激邻近的肌肉和韧带，致使韧带松弛、肌张力减低，椎节内外平衡失调，破

第一部分 颈椎病基础知识

坏了其稳定性,加速和促进退行性改变的发生和发展。

(7)其他因素,如强直性脊柱炎等相关疾病诱发。

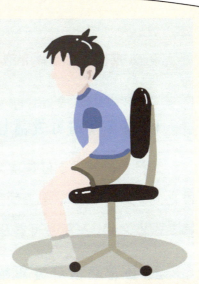

坐姿不正确

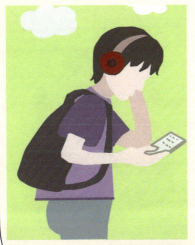

低头玩手机

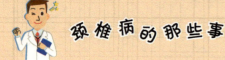
颈椎病的那些事

四、颈椎病的发病特点

1. 颈椎病的好发部位

颈椎病的好发部位依次为第 5 颈椎与第 6 颈椎之间，第 6 颈椎与第 7 颈椎之间，第 4 颈椎与第 5 颈椎之间，严重者可累及颈椎多个节段。

2. 颈椎病的好发年龄

大多数颈椎病以 40 ~ 50 岁人群发病率较高。

3. 颈椎病的好发职业

电脑程序员、打字员、绣花工、

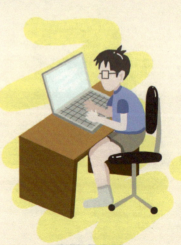

电脑程序员

第一部分　颈椎病基础知识

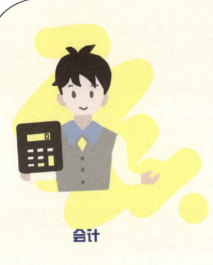
会计

会计等需长时间低头工作,交警需经常做转头动作,流水线装配工则需经常做低头转颈动作——他们在工作中需将头颈部长期固定在一个姿势或长期做同一个动作。他们从事的职业,是颈椎病的好发职业。

4. 颈椎病的好发人群

(1)睡眠姿势不良者,尤其是睡高枕头者。

(2)日常生活习惯不良者。长时间低头打麻将、打扑克、玩电脑、玩手机、看电视等,使颈椎长时间处于屈曲状态,容易引起劳损而导致颈椎病。

颈椎病的那些事

（3）工作姿势不良者。需长时间低头工作者，其工作姿势易加速颈椎间盘的退行性改变和颈部软组织的劳损而导致颈椎病。

（4）头颈部外伤者。头颈部的外伤可以加速颈椎及颈椎间盘的退行性改变。

（5）颈部炎症者。颈部有急性和慢性感染时，炎症可直接刺激邻近的肌肉和韧带，加速和促进退行性改变的发生和发展。

（6）先天性畸形颈椎者。

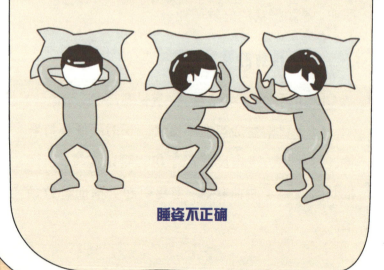

睡姿不正确

第一部分 颈椎病基础知识

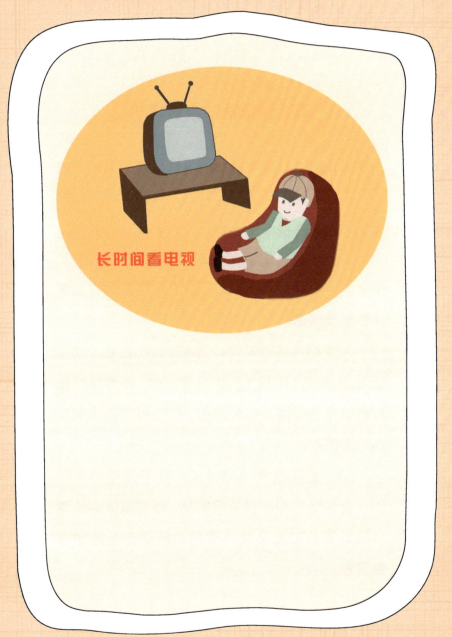

长时间看电视

颈椎病的那些事

五、颈椎病的发病机制

目前为止,对颈椎病的发病机制尚没有明确结论,但主要有机械压迫学说、颈椎不稳学说、血液循环障碍学说。

(1)机械压迫学说:简单来说就是椎间盘组织发生退行性改变,随着累积性退行性改变加重使脊髓受压逐渐发生损害。

(2)颈椎不稳学说:颈椎退行性改变、增生造成颈椎椎体不稳定,颈椎活动时,脊髓在椎体后缘增生的骨赘上反复摩擦,引起脊髓微小创伤而导致损害。

(3)血液循环障碍学说:除了压迫、不稳因素致脊髓、神经直接损害外,还有血液循环障碍致脊髓前动脉及其分支供血减少而造成缺血性损害。

第一部分　颈椎病基础知识

六、颈椎病的病理改变

　　颈椎病的发生和发展必须具备以下条件：一是以颈椎间盘为主的退行性改变。二是退行性改变的组织和结构必须对颈部脊髓、血管或神经等构成压迫或刺激，从而引起与之相关的临床症状和体征。

　　颈椎病是一个连续的病理反应过程，其病理改变可分为3个阶段：

　　（1）椎间盘变性阶段。

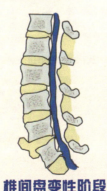

椎间盘变性阶段

颈椎病的那些事

(2)骨赘形成阶段。

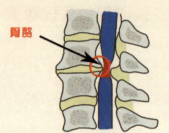

骨赘

骨赘形成阶段

(3)脊髓损害阶段。

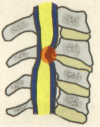

脊髓损害阶段

第一部分　颈椎病基础知识

七、颈椎病的分类

根据不同症状,颈椎病可分为:

(1)颈型颈椎病。

(2)神经根型颈椎病。

(3)脊髓型颈椎病。

(4)椎动脉型颈椎病。

(5)混合型颈椎病。

(6)其他型颈椎病,如交感型颈椎病、食管压迫型颈椎病等。

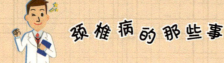

八、颈椎病有哪些症状

由于颈椎病病理变化较多样化,因此各型颈椎病会产生不同的症状,并呈现不同的影像学特征。下面将不同类型颈椎病的症状单独详细分类描述如下。

1. 颈型颈椎病的相关症状

患者以青壮年居多,多在 45 岁前后发病,个别有颈部外伤史,多数有长期低头的情况,颈部感觉酸、痛、胀等不适,这样的酸胀感主要以颈后部为主,但是女性往往肩背部也有不适。这种症状就像平时人们常说的不知把头颈部放在何种位置才舒服的感觉。

第一部分 颈椎病基础知识

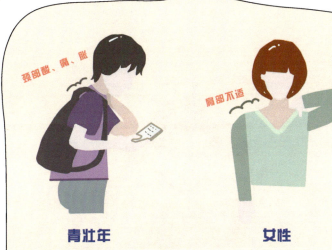

2. 神经根型颈椎病的相关症状

此型发病率最高,表现为颈部疼痛不适,颈椎旁可有压痛,压迫头顶时可有疼痛,最常见的症状就是根性疼痛,也就是疼痛范围与受累椎节的脊神经分布区相一致,并伴随该神经分布区其他感觉障碍,其中以麻木、过度敏感、感觉减退等为多见。颈椎旋转、侧屈或后伸可诱发根性疼痛或使其加重。

颈椎病的那些事

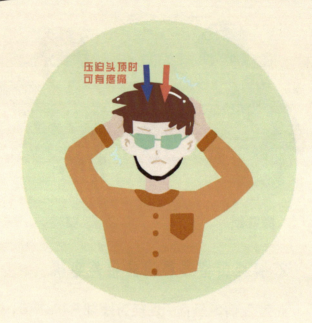

3. 脊髓型颈椎病的相关症状

脊髓型颈椎病以40～60岁人群多见，发病慢，患者多有落枕病史，大约20%的患者有外伤史。此型颈椎病颈椎退行性改变压迫脊髓，为颈椎病中症状最严重的类型，患者自觉颈部发硬，颈后伸时引起四肢麻木，最开始出现下肢双侧或

第一部分　颈椎病基础知识

单侧发沉、发麻，随之出现行走困难，下肢肌肉发紧，抬步慢，不能快走，严重者明显步态蹒跚，双下肢协调性差，双足有踩棉花感，写字困难，饮食起居不能自理，部分患者有括约肌功能障碍（排尿困难等引起尿潴留）。除四肢症状外，往往有胸以下皮肤感觉减退、胸腹部发紧等异常感觉。

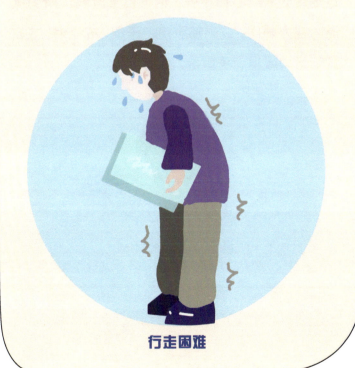

行走困难

4. 交感型颈椎病的相关症状

患者以中年妇女居多,多与长期低头伏案工作有关,表现为主观症状多,客观症状少。患者感颈部痛,头痛、头晕,面部或躯干麻木、发凉,感觉迟钝,易出汗或无汗,感觉心悸、心动过速或过缓,心律不齐,也可自觉耳鸣、听力减退、视力障碍,或眼部胀痛、干涩,或流泪,或自觉记忆力减退、失眠等。

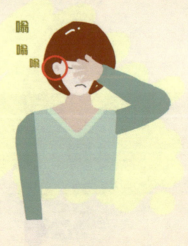

自觉耳鸣

第一部分　颈椎病基础知识

5. 椎动脉型颈椎病的相关症状

此型颈椎病由于机械因素或颈椎退行性改变致颈椎不稳定,导致椎动脉遭受压迫或刺激,使椎动脉狭窄、折曲或痉挛而出现椎基底动脉供血不全。此型颈椎病表现为下列一系列症状:

(1)眩晕。这是本病的最大特点。眩晕发作在头部旋转时出现。

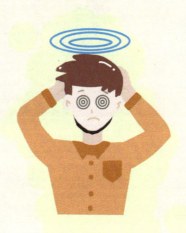

眩晕

(2)头痛。椎基底动脉供血不足,使侧支循环血管扩张引起头痛。头痛部位主要是枕部及顶枕部,也可放射至两侧颞部深处,以跳痛和胀痛多见,常伴有恶心、呕吐、出汗等自主神经紊乱

颈椎病的那些事

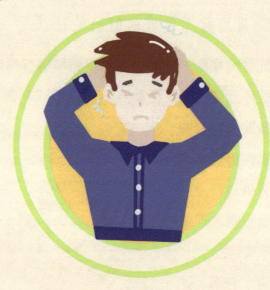

头痛

症状。

（3）猝倒。猝倒是本病的一种特殊症状，发作前无任何征兆，多发生于行走或站立时，头颈部过度旋转或伸屈时可诱发，反向活动后症状消失。患者摔倒前察觉下肢突然无力而倒下，但意识清楚，视力、听力及讲话均无障碍，并能立即站起来继续活动。

第一部分　颈椎病基础知识

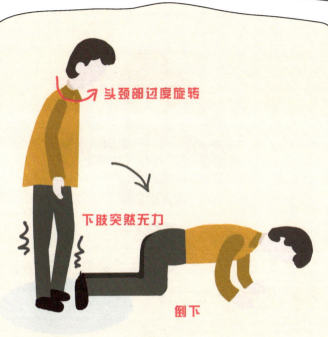

猝倒

（4）视力障碍。患者突然出现弱视或失明，持续数分钟后逐渐恢复视力。此外，还可以出现复视、幻视等现象。

颈椎病的那些事

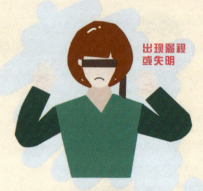

视力障碍

（5）感觉障碍。面部感觉异常，口周或舌头发麻，偶有幻听或幻嗅。

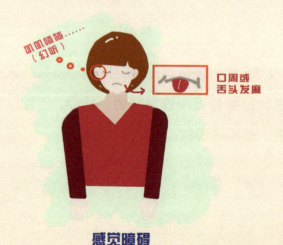

感觉障碍

第一部分 颈椎病基础知识

九、影像学检查对颈椎病诊断的帮助

对于颈椎病的诊断,影像学检查十分重要。有时一些患者会对医生开具的影像学检查项目提出质疑,但是不同影像学检查对了解不同部位、不同器质性病变有特定的作用,所以了解影像学检查对颈椎病诊断的帮助也有利于患者理解影像学检查的必要性。

1. X 线检查

可显示颈椎曲度改变,生理前凸减小、消失或反常,椎间隙狭窄,椎体的骨赘(骨质增生)形成,椎间

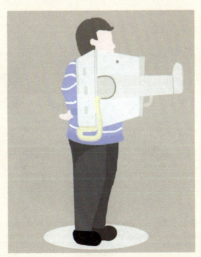

X 线检查

颈椎病的那些事

孔狭窄,等等。还可以对颈椎稳定性及颈椎管大小进行测定。

2. CT 检查

可显示颈椎间盘突出,对颈椎管大小进行测定,了解颈椎周围韧带钙化、脊髓受压等情况。

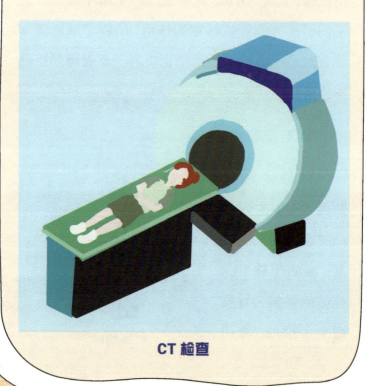

CT 检查

第一部分 颈椎病基础知识

3. 磁共振成像检查

可显示椎间盘向椎管内突入程度、脊髓受压迫程度等。

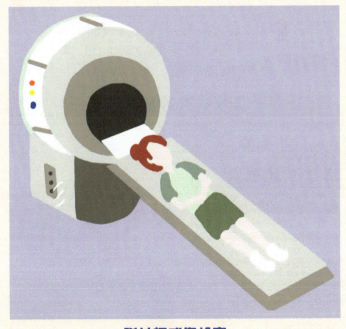

磁共振成像检查

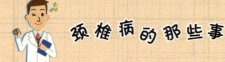 颈椎病的那些事

十、颈椎病类型的自我判断

如果感觉自己颈部不适，可结合以下每一类型的诊断标准来大概预判自己的颈部情况属于哪类颈椎病。

1. 颈型颈椎病的诊断标准

（1）颈部、肩部及枕部疼痛，头颈部活动疼痛并伴有活动受限，日常在早晨起床时发病，通常被误认为落枕。

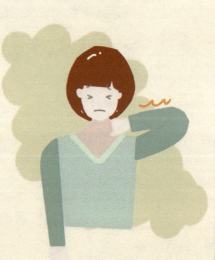

颈部、肩部及枕部疼痛

第一部分　颈椎病基础知识

（2）颈部肌肉紧张，有具体压痛点，头颈活动受限。

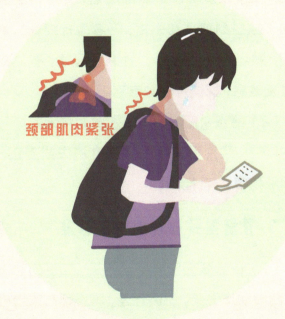

颈部肌肉紧张

（3）X线片可显示椎体间关节不稳定。由于肌肉痉挛而头偏歪，X线片上还可出现椎体后缘部分重影。

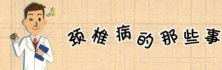

2. 神经根型颈椎病的诊断标准

（1）具有典型的根性症状，其范围与受累椎节相一致，颈肩部、颈后部酸痛，并沿神经分布区向下放射到前臂和手指，轻者为持续性酸痛、胀痛，重者可如刀割样、针刺样疼痛，有时皮肤会过度敏感，抚摸可有触电感。

（2）痛点封闭治疗对上肢放射痛无效。

（3）X线片可显示生理曲度消失或变直，椎体间隙狭窄，有骨质增生。

3. 脊髓型颈椎病的诊断标准

（1）自觉颈部没有明显不适，但手的动作笨拙，精细动作失灵，协调性差，胸腹部有束带感。

（2）步态不稳，易跌倒，不能跨越障碍物。

第一部分　颈椎病基础知识

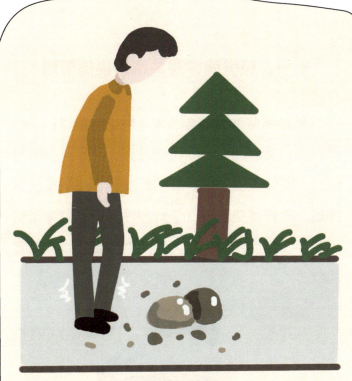

跨越障碍物困难

（3）肌肉张力升高，重者肌力减退或丧失。

（4）X线片显示椎间盘狭窄，磁共振成像显示脊髓受压。

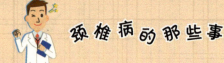

十一、颈椎病容易与哪些疾病混淆

颈椎病非常容易与下面几种疾病混淆：①颈部扭伤；②肩周炎；③尺神经炎；④颈背部肌筋膜炎；⑤锁骨上肿瘤；⑥腕管综合征；⑦椎管内肿瘤；⑧脊髓空洞症；⑨耳源性眩晕；⑩眼源性眩晕；⑪颅内肿瘤；⑫内耳药物中毒；⑬神经官能症。

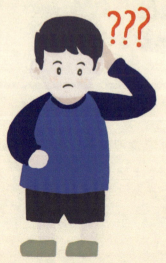

第一部分 颈椎病基础知识

下面详细列举出以上疾病与颈椎病的一些重要区别点：

1. 颈椎病与颈部扭伤的区别

颈部扭伤也称落枕，多为睡眠中体位不良导致颈部肌肉扭伤。颈部扭伤压痛点在损伤的肌肉上，颈椎病压痛点多在棘突上（也就是颈椎突出的位置）；扭伤者可触摸到条索状压痛肌肉，而颈椎病只有轻度肌肉紧张；封闭治疗对颈部扭伤有效，对颈椎病无效。

2. 颈椎病与肩周炎的区别

肩周炎多见于 50 岁前后发病，好发年龄与颈椎病相似，且伴有颈部受牵症状。主要区别在于肩周炎有肩关节活动障碍，上肢常不能上举和外展，而颈椎病一般不影响肩关节活动；其次，疼痛部位不同，肩周炎的疼痛部位在肩关节。封

颈椎病的那些事

闭治疗对肩周炎有效,对颈椎病无效。

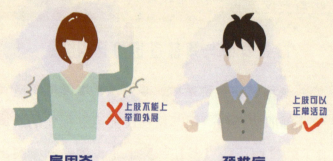

3. 颈椎病与尺神经炎的区别

两种疾病均可造成手指麻木和手部肌肉萎缩,但尺神经炎多有肘部内侧神经沟压痛。

4. 颈椎病与颈背部肌筋膜炎的区别

颈背部肌筋膜炎可引起颈背部疼痛或上肢麻木,但没有明显放射性疼痛以及感觉异常障碍,若行痛点局部封闭或口服药物,症状即可好转;颈椎病局部封闭治疗无效。

第一部分　颈椎病基础知识

5. 颈椎病与锁骨上肿瘤的区别

肺尖部的原发性肿瘤或转移癌，与臂丛神经粘连或挤压臂丛神经，可产生剧烈的疼痛，胸部平片或活检即可明确区别。

6. 颈椎病与腕管综合征的区别

腕管综合征由正中神经通过腕部时受压所

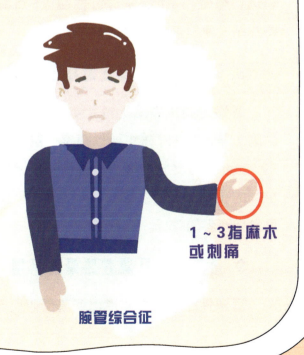

腕管综合征

致，可出现 1~3 指的麻木或刺痛，腕部掌侧加压后会出现拇指、示指、中指麻木或疼痛，而颈椎病患者不会出现。封闭治疗对腕管综合征有效，而对颈椎病无效。

7. 颈椎病与椎管内肿瘤的区别

颈椎病与椎管内肿瘤均可同时出现感觉障碍和运动障碍，病情都是进行性加重，目前只能以磁共振成像检查来区别。

8. 颈椎病与脊髓空洞症的区别

脊髓空洞症多见于青壮年，病程缓慢，早期影响上肢，感觉障碍主要以痛觉、温度觉丧失为主，故可发现皮肤增厚、溃疡及关节因神经保护机制的丧失而损害。通过 CT 及磁共振成像检查可发现两者的差异。

9. 颈椎病与耳源性眩晕的区别

耳源性眩晕是内耳淋巴回流受阻引起的，有

第一部分 颈椎病基础知识

3个比较特殊的表现,即发作性眩晕、耳鸣、感应性进行性耳聋;而颈椎病性眩晕与头颈转动有关,耳鸣程度比较轻。

10. 颈椎病与眼源性眩晕的区别

眼源性眩晕常伴有明显的屈光不正,眼睛闭上后可缓解。

11. 颈椎病与颅内肿瘤的区别

颅内肿瘤患者转头时也可发生突发性眩晕,与颈椎病性眩晕相似,但颅内肿瘤常常还合并头痛、呕吐等颅内压增高症状,血压可升高,头颅CT检查可以可靠区别两者。

12. 颈椎病与内耳药物中毒的区别

链霉素对内耳毒性大,多在用药后2~4周出现眩晕,且除了眩晕外还可出现耳蜗症状、平衡失调、口周及四肢麻木,后期可出现耳聋。

颈椎病的那些事

13. 颈椎病与神经官能症的区别

神经官能症常有头痛、头晕及记忆力减退等一系列大脑皮质功能减退的症状,女性及学生多见,症状的变化与情绪波动密切相关。

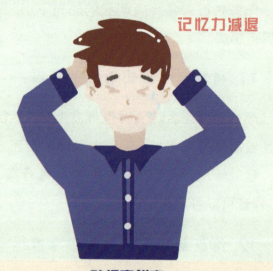

神经官能症

第一部分　颈椎病基础知识

十二、颈椎病有哪些严重并发症

颈椎病若不积极治疗，可能会产生的严重并发症包括瘫痪、视力障碍、吞咽障碍等。如果感觉自己可能患了颈椎病，建议积极就医，通常能取得良好的治疗效果。

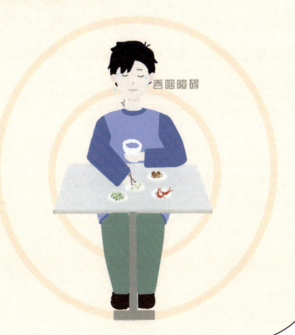

颈椎病的那些事

十三、颈椎病的轻重程度

颈椎病主要根据患者的脊髓、神经受压的情况，以及症状的轻重来区分其轻、中、重度。但是，颈椎病的轻重程度与病情发展个体差异比较大，所以其分类也比较细，比较复杂，比较专业，因此，患者在患了颈椎病之后，应尽快去医院请医生做出诊断，切不可自行判断，以免延误诊治。

第一部分 颈椎病基础知识

十四、颈椎病会导致瘫痪吗

颈椎病患者确实会出现下肢瘫痪或排便障碍，这是脊髓的椎体侧束受刺激所致。患者上肢麻木、疼痛无力，跛行，颈部症状多数轻微易被掩盖，有的伴有尿频、尿急、排尿不净或大小便失禁。

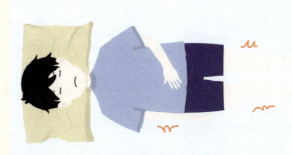

下肢瘫痪

颈椎病的那些事

十五、颈椎病能根治吗

颈椎病为终身疾病,目前尚不能根治。不正确的工作姿势或睡姿、外伤可能导致其复发甚至症状加重。颈椎病是一种不可逆的疾病。

第一部分　颈椎病基础知识

十六、年轻人会不会发生颈椎病呢

随着工作和生活方式的改变,颈椎病患者越来越年轻化。长时间低头工作、学习者,有长时间低头玩手机、睡觉时枕头过高等不良生活习惯者,均可能在较年轻时就患上颈椎病。

十七、颈椎病跟吸烟、喝酒有关系吗

目前，临床上尚没有明确颈椎病的病变与吸烟、喝酒有直接病理上的关联，但是吸烟、喝酒对身体健康肯定有不利的影响，对消化系统、呼吸系统、心脑血管系统都会造成损害。

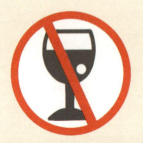

吸烟、喝酒有害健康

第一部分 颈椎病基础知识

十八、颈椎病需要注意饮食吗

颈椎病非手术治疗期间的饮食无特殊要求,手术治疗期间的饮食应以清淡、易消化的优质蛋白质食物为主。

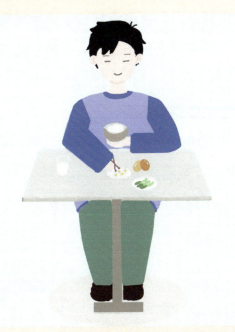

以清淡、易消化的优质蛋白质食物为主

十九、颈椎病的治疗时机

对于颈椎病,要做到早发现、早预防、早干预,并到正规医院进行合理治疗。当出现以下症状时,应到医院就医:

(1)经休息症状毫无好转或症状加重。

(2)无明显诱因出现颈肩部剧痛或疼痛突然加剧。

(3)突然步态不稳。

(4)无特殊原因步行中突然跌倒,或双膝发软将要跌倒,或需扶墙站立。

(5)出现无法解释的症状或反应。

第一部分　颈椎病基础知识

二十、得了颈椎病应该做哪些检查

首先需要做的检查是一些体格检查，体格检查后可根据症状再进一步行X线、CT、磁共振成像检查。但是目前颈椎病首选的检查仍然是常规颈椎正侧位片。

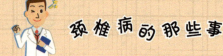

二十一、如何预防颈椎病

由于颈椎病和颈椎退行性改变相关，因此建立良好的生活、工作习惯，对预防颈椎病的发生或避免疾病进一步加重有益处。

日常积极做颈椎操、打羽毛球、放风筝和游泳锻炼，可增强颈部肌肉力量，从而更好地保护颈椎，有效预防颈椎病的发生。平时需要注意保暖，不让颈部长时间受冷风吹。避免长时间低头工作、学习，尽可能避免颈部长时间保持一个姿势。避免头颈部受到外伤。

第一部分　颈椎病基础知识

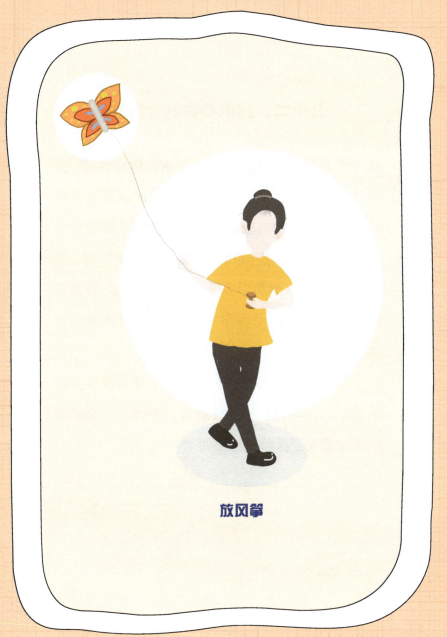

放风筝

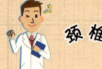

二十二、颈椎病的就诊科室

大多数颈椎病患者优先考虑去骨科就诊,大型三甲医院骨科专科划分较细致,患者可以去脊柱外科就诊。目前医院开展对颈椎病诊断治疗的科室有骨外科、疼痛科、骨内科、中医科等,常规就诊可以先到骨外科明确诊断,排除手术可能性后再根据自身需要继续就诊其他科室进行保守治疗。

颈椎病是一种常见慢性疾病,并非都需要大医院诊断或者治疗,根据就近、方便、正规的医院就诊原则到医院就诊即可。

第二部分

颈椎病的防治

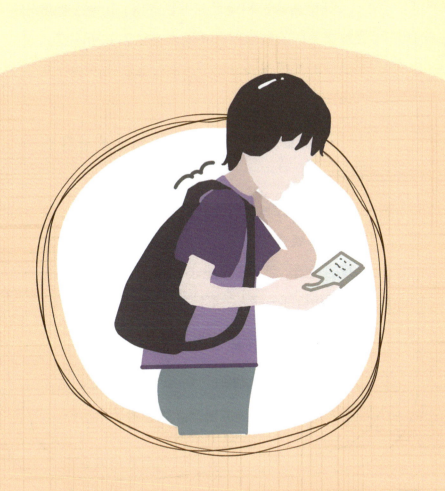

一、颈椎病的治疗

颈椎病是一种慢性退行性疾病,其治疗也需要根据不同的病程以及不同的类型而有所不同。颈椎病的治疗主要分为手术治疗与非手术治疗两大类。

1. 颈椎病的非手术治疗与手术治疗的联系

手术治疗与非手术治疗两者不完全独立,非手术治疗既是颈椎病治疗的基本方法,又是手术治疗的基础。手术治疗是非手术治疗的继续,而且手术后仍有部分病人需要行非手术治疗以求康复。

2. 颈椎病的基本治疗原则

无论哪一型颈椎病,其治疗的基本原则是先非手术治疗,若加重或治疗无效后再手术治疗。

第二部分　颈椎病的防治

二、哪些情况适合保守治疗

保守治疗就是专业上说的非手术治疗，主要适用于轻度颈椎间盘突出及颈型颈椎病、神经根型颈椎病、交感型颈椎病、椎动脉型颈椎病、早期脊髓型颈椎病患者，以及颈椎病的诊断尚未肯定而需要一边治疗一边观察者，全身情况差而不能耐受手术者，手术恢复期的患者。

颈椎病的那些事

三、保守治疗包括哪些方面

保守治疗主要包括颈椎牵引治疗、颈椎制动法、理疗、家庭疗法、药物疗法及一些中医治疗。

1. 什么是颈椎牵引治疗

颈椎牵引治疗是指限制颈椎活动,减少负重,减轻病变组织水肿、充血所采取的治疗手段。

(1)颈椎牵引治疗的目的:使头颈部肌肉松弛,解除痉挛,减轻椎间盘压力负荷。

(2)颈椎牵引治疗的作用:有助于维持颈椎生理曲度,恢复颈椎正常序列和小关节功能。

(3)颈椎牵引治疗时患者的体位:患者最好取卧位,优点是患者较舒适,可以耐受长时间的牵引。卧位牵引可以间断性牵引,也可以持续性牵引。患者也可以采用坐位治疗,优点是比较方

第二部分 颈椎病的防治

便,普通人群较容易接受。

(4)颈椎牵引治疗时需要的重量:根据不同病情采用不同的重量,目前颈椎病的坐位牵引治疗一般使用 1.5～2 kg 的重量为宜。采用市场上常用枕颌带牵引器时,最大牵引重量不要超过 3 kg,否则容易引起压疮而影响下一步颈椎牵引治疗。

(5)颈椎牵引治疗的时间与疗程:一般每日牵引 1～2 次,也有每日 3 次者,10～20 d 为 1 个疗程,可持续数个疗程直至症状基本消除。

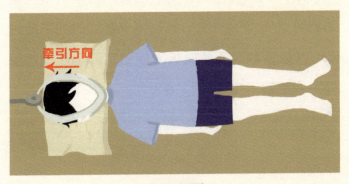

卧位牵引

颈椎病的那些事

2. 什么是颈椎制动法

颈椎制动法是指使用石膏、支具等使颈椎获得外在稳固定,从而达到治疗目的。从广义的角度来说,颈椎牵引治疗同样可以达到制动的目的,因此也属于制动法的一种。

颈椎制动法能够使局部肌肉松弛,缓解肌肉痉挛引起的疼痛,减轻局部水肿及炎性反应,维持颈椎正常的生理位,减缓退行性改变,避免进一步损伤,还有利于术后康复。常用的工具有围领、颈托及颈部矫正器等,可避免因颈椎不良运动导致进一步的损伤。但使用支具的时间不应过长,以免导致颈部肌肉长时间固定而引起颈部肌无力或活动不良。

第二部分 颈椎病的防治

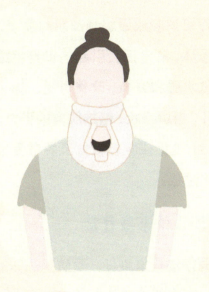

支具固定

3. 什么是理疗

在颈椎病的防治中,理疗是治疗颈背部不适的传统方法,包括超短波疗法、短波疗法、干扰电疗法、间动电疗法、高频电疗法、离子导入疗法、石蜡疗法、水疗法等。

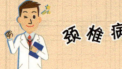

颈椎病的那些事

理疗可消除或缓解颈部肌肉痉挛，改善软组织血液循环，消除病变引起的神经根或其他软组织的炎性水肿和充血，改善脊髓、神经根和局部血液循环，缓解症状，增加肌肉的张力，改善小关节的功能，延缓或减轻椎体及关节囊或韧带的钙化或骨化过程。

4. 什么是家庭疗法

家庭疗法是集康复、预防于一体的综合性治疗方法。家庭疗法是正规治疗的基础，对颈椎病的预防和康复具有重要作用。

家庭疗法主要包含纠正和改善工作中的不良体位、改善与调整睡眠姿势及状态，还包括一些家庭运动疗法。

（1）纠正和改善工作中的不良体位。因为颈部屈曲状态下，颈椎间盘内所承受的压力及对颈背部肌纤维组织的张力较自然仰伸位高。有效的

第二部分　颈椎病的防治

措施并不是消极地调换工作，而是定时改变头颈部体位，定期远视，调整桌面或工作台的高度或倾斜度。定时工作，定时休息，适当做颈部保健操等活动。

（2）改善与调整睡眠姿势及状态。由于每个人有将近三分之一的时间在睡眠中度过，若睡眠姿势不当，容易引起或加剧颈椎病。睡眠状态应包括枕头的高低和软硬、睡眠体位及床铺选择等。理想的睡眠体位应该是使整个脊柱处于自然曲度，髋关节与膝关节呈屈曲状，使全身肌肉放松，并根据不同习惯，采用仰卧或侧卧，但不宜俯卧。枕头不宜过高或过低，以生理位为佳。此外，枕头的形状以中间低、两端高为佳。建议睡硬板床，并垫以透气、柔软的垫子。

颈椎病的那些事

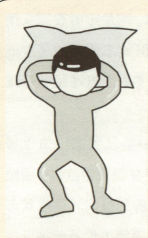 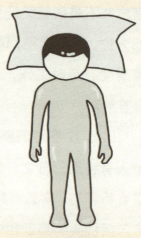

错误睡姿 ×　　　　　　**正确睡姿** √

（3）家庭运动疗法。家庭运动疗法主要是做医疗保健体操练习。颈椎病医疗体操通过颈部各方向的放松性运动，活跃颈椎区域血液循环，消除淤血、水肿，同时牵伸颈部韧带，放松痉挛肌肉，从而减轻症状；增强颈部肌肉力量，增强其对疲劳的耐受能力，改善颈椎的稳定性，从而巩固治疗效果，防止反复发作。

第二部分 颈椎病的防治

四、常用颈椎保健操动作

1. 常用颈椎保健操动作（一）

站立，头微微后仰，双手交叉托于头后方（相当于颅骨的枕骨粗隆部），向上提托头颈，一张一弛，往返 30～50 次，可同时配合胸背部后仰，以活动脊柱的上部及胸廓、肩背等部位，达到放松诸关节的作用。

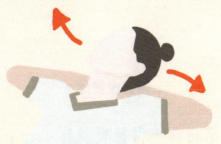

颈椎保健操 1

2. 常用颈椎保健操动作（二）

站立，双手叉腰，两脚分开与肩同宽，自然直立。反复做抬头看天、低头看地动作。练习时，胸部应保持不动，抬头时应尽量上抬，以能看到头顶上方的物体为宜；低头时，下颌尽量内收。动作幅度由小及大，由慢到快，以病人能忍受为度。

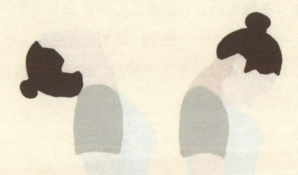

颈椎保健操 2

3. 常用颈椎保健操动作（三）

两脚分开，自然站立，双臂下垂，身体先向左摆 36 次，再向右摆 36 次，做左右摆动动作时

第二部分 颈椎病的防治

身体保持稳定。

两脚分开,自然站立,双臂下垂,身体先从左侧向右转 36 次,反过来从右侧向左转 36 次,角度越大越好,但做动作时不要太快。

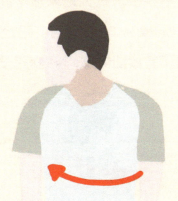

颈椎保健操 3

两脚分开,自然站立,双臂下垂,把头向前伸 36 次。

两脚分开,自然站立,双臂下垂,全身放松,耸肩 36 次。

该方法简单易学,每天 1 次。

颈椎病的那些事

4. 常用颈椎保健操动作（四）

站立，双手叉腰，两脚分开与肩同宽，两眼平视，头颈部反复向左及向右旋转。活动范围自小而大，但不要强求过大地增加幅度，次数也不要太多，一般 20~30 次即可。已经患有椎动脉型颈椎病者不宜做此锻炼，否则可引起跌倒。

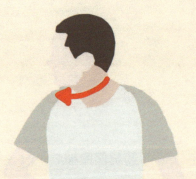

颈椎保健操 4

5. 常用颈椎保健操动作（五）

站立，双手叉腰，两脚分开与肩同宽，头颈

前伸并侧转，窥探前下方，犹如向海底窥探物体一样，左右交替，反复进行。在练习时动作要自然、连贯、和缓，头颈始终保持前屈位。

颈椎保健操 5

6. 常用颈椎保健操动作（六）

站立，双手叉腰，两脚分开与肩同宽，头颈转向身后，看向身后天空。左右交替，如此反复15～30次。它能改善颈椎病有后仰及旋转受限者的症状。

颈椎病的那些事

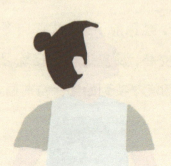

颈椎保健操 6

7. 常用颈椎保健操动作（七）

站立，双手叉腰，两脚分开与肩同宽，头颈先按顺时针方向环绕数周，再按逆时针方向环绕数周，或两个方向交替进行。摇头的速度不能快，动作不能大，以免跌倒。椎动脉型颈椎病及颈椎手术后的病人慎用此法，患有高血压、脑栓塞、贫血、内耳性眩晕者禁用本方法锻炼。动作做完后，颈部以感到舒适为度，不可过度疲劳，以免加重颈部肌肉劳损。

第二部分 颈椎病的防治

上述各项锻炼可有机地结合起来进行,亦可选择一两项进行。

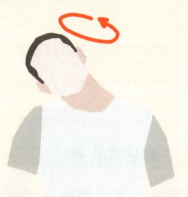

颈椎保健操 7

颈椎病的那些事

五、药物治疗

治疗颈椎病的药物主要是消炎镇痛类药物,其次是肌松药,再次是维生素类药物,最后是中药制剂。

1. 消炎镇痛类药物

目前临床上常用的消炎镇痛类药物有塞来昔布、洛索洛芬钠、布洛芬、双氯芬酸钠胶囊、美洛昔康等。

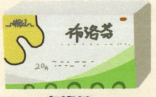

布洛芬

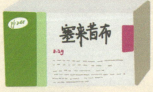

塞来昔布

第二部分 颈椎病的防治

2. 肌松药

（1）氯唑沙宗：该药物为中枢性肌松药,有解痉镇痛作用。

（2）盐酸乙哌立松：主要作用于中枢神经系统而松弛骨骼肌,并能直接松弛血管平滑肌。

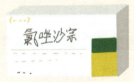
氯唑沙宗

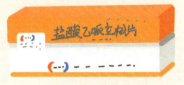
盐酸乙哌立松

3. 维生素类药物

主要有维生素B_1、维生素B_6、维生素B_{12}、维生素C、维生素E等。

颈椎病的那些事

维生素 B_1　　维生素 B_6　　维生素 B_{12}　　维生素 E

4. 中药制剂

主要应用行气活血、消肿散瘀、通络止痛等组方，辅以补肝肾、养气血、祛风湿等药物。

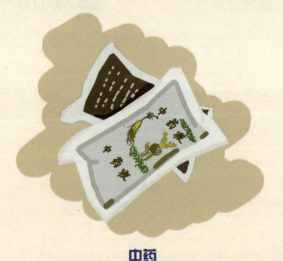

中药

第二部分 颈椎病的防治

六、中医治疗颈椎病包含哪些方法

中医治疗方法主要包括针灸、按摩、火罐、中药内服外用等方法。颈椎病主要是根据症状选取其中的一种或多种进行治疗。比如颈椎病导致的颈肩部疼痛，可采用针灸、局部按摩、火罐治疗；也可以外用舒筋活血药膏，内服舒筋活血中药进行治疗。可以单纯采用上述方法中的一种，但临床中诸多方法联合治疗往往可以缩短治疗的时间，尽快减轻病痛。

1. 传统针灸治疗

传统针灸治疗对神经根型颈椎病效果较好，部分医院用火针刺激。下面列举几种常见穴位：

（1）颈夹脊：在第二颈椎棘突到第七颈椎棘突间两侧，后正中线旁开0.5寸（同身寸，下同）处。

颈椎病的那些事

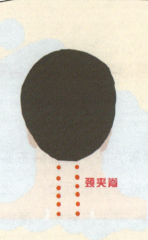

（2）天柱：正坐低头位或俯卧位，在哑门（督脉）旁1.3寸，当项后发际内斜方肌之外侧取穴。

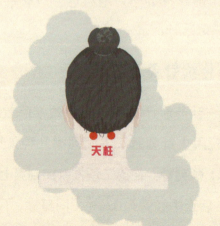

第二部分 颈椎病的防治

（3）后溪：在手掌尺侧，微握拳，当小指本节（第五掌指关节）后的远侧掌横纹头赤白肉际。

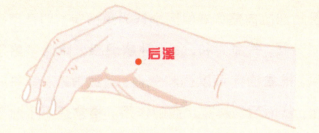

（4）申脉：在足外侧部，外踝直下方凹陷中。

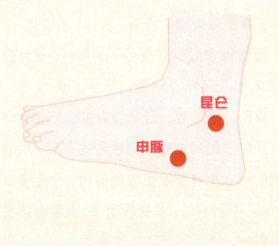

2. 推拿

推拿可通过一系列手法给颈部肌肉松解，缓解颈部肌肉痉挛。中医学认为颈椎病系因颈项长期劳累，气血失和，加上外感风寒、阻滞经络所致，推拿治疗可以调和气血，疏风散寒，舒筋通络，从而起到解痉止痛的作用。推拿适用于除了严重颈脊髓受压的脊髓型颈椎病以外的所有类型颈椎病。一般多采用滚法、按法、揉法、拿法、拔伸、牵引或拔伸旋转法、搓法、擦法等。

具体操作过程：患者一般正坐，医者先分别按揉风池、天鼎、缺盆、肩井、肩中俞、肩外俞、肩髃、手三里、合谷、内关、外关、神门等相应穴位。然后医者站到患者的背后，用滚法放松颈肩部、上背部及上肢的肌肉，一般操作5~10 min。再用拿法，拿揉颈项部，并配合推桥弓，推肩臂部，随后做颈项部的拔伸。临床常用的拔

第二部分　颈椎病的防治

伸法一般有两种，一种是医者站在患者背后，两前臂放于患者两侧，肩部向下用力，双手大拇指顶在风池上方，切勿用力过猛，以免引起患者头晕，其余四指及手掌托起下颌部，并向上用力，前臂与手同时向相反的方向用力，把颈椎牵开，边牵引边使头颈前屈、后伸及向左右旋转。另一种拔伸法是患者正坐，医者站于患侧，右肘关节屈曲，并托住患者下颌，手扶健侧颞枕部向上缓缓用力拔伸，并且同时做颈部的左右旋转活动。另一手置于患处相应椎旁，在压痛点上施按揉法。最后提拿两侧肩井，并搓患肩至前臂，反复几次。临床上治疗本病的手法繁多，应根据病情的不同表现，选择运用不同的手法来进行治疗。

颈椎病的那些事

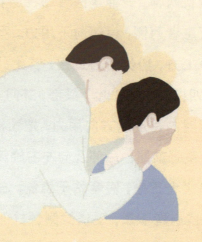

推拿

3. 拔火罐

拔火罐可以达到祛湿效果。

取穴：①大椎、肩井、肩外俞；②百劳、天宗、膈俞、阿是。

操作方法：留罐法。每次选用 1 组穴位和 2 组穴位全用。留罐 10 ~ 15 min，每日或隔日治

第二部分　颈椎病的防治

疗1次，10次为1个疗程。拔罐期间要加强颈部的功能锻炼(包括转颈、提捏斜方肌、热敷)。

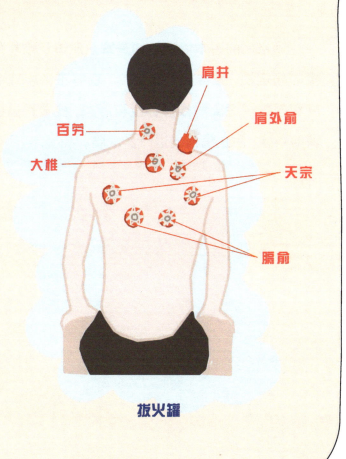

拔火罐

颈椎病的那些事

七、颈椎病的手术治疗

颈椎病的手术治疗目的是解除压迫及恢复颈椎的稳定性,维持椎间隙高度,获得正常生理曲度和脊髓相适应的椎管容量和形态,挽救脊髓残留的功能,阻止病情的进一步发展。

第二部分 颈椎病的防治

八、颈椎手术属于大手术吗

颈椎手术相比其他部位的手术确实属于风险稍高的手术，但是随着医疗卫生事业的进步，手术把控的严格，脊柱外科医师长期的临床学习及手术实践操作，以及微创手术的推广，目前颈椎手术在技术层面是非常成熟的。

九、严重的颈椎病不手术会导致什么后果

目前国内很大一部分颈椎病患者因条件原因,或者因为恐惧手术,未能及时手术治疗,这样会导致病情进一步发展,造成神经功能出现不可逆的损害,延误最佳手术时间。

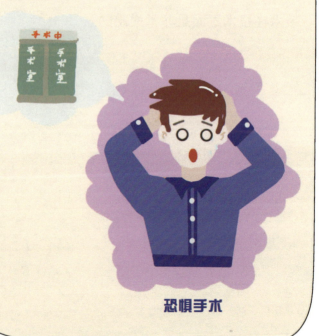

恐惧手术

第二部分 颈椎病的防治

十、哪些情况的颈椎病需要行手术治疗

（1）颈椎病出现明显的脊髓、神经症状，经过非手术治疗仍然无效的，应考虑早期行手术治疗。

（2）外伤或其他原因导致的颈椎病症状突然加重，应早期行手术治疗。

（3）伴有颈椎间盘突出经过保守治疗无效的，应积极手术治疗。

（4）颈椎椎体明显不稳定，颈部疼痛症状明显，又经过多次保守治疗仍无效，即使没有出现相关神经症状，应考虑手术治疗，这样可以终止可预见的病情发展。

颈椎病的那些事

十一、哪些情况的颈椎病不适合手术治疗

颈椎病手术不受年龄限制，但是必须考虑全身情况，如果肝脏、心脏等重要器官患有严重疾病，则不适合手术治疗；或者颈椎已发展至瘫痪卧床数年，四肢关节均僵硬，肌肉也萎缩明显，手术治疗对改善生活质量已经没有帮助，所以也不适合手术治疗；再者就是病人颈部皮肤有感染、破溃的情况，也暂时不适合手术治疗。

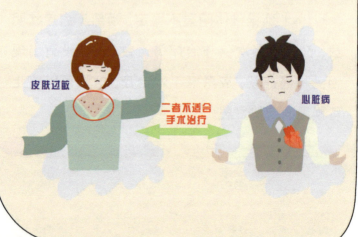

第二部分 颈椎病的防治

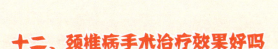

十二、颈椎病手术治疗效果好吗

颈椎病的手术治疗效果是由颈椎病的严重程度、类型和患病时间决定的。一般情况下患者术后的症状缓解是十分明显的；但是脊髓型颈椎病患者，如果脊髓受压的时间比较长，术后早期症状是不能完全缓解的，患者会有残余症状，需要一段时间慢慢恢复。

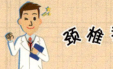

十三、做完颈椎手术以后是否一劳永逸

很多人在做完颈椎手术后,很多症状得到解决,就忽视了手术后的保护与康复训练。颈椎手术以后的保护与康复训练是必不可少的环节。

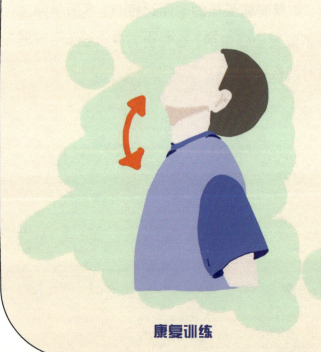

康复训练

第二部分　颈椎病的防治

十四、颈椎病手术后颈部的保护措施

（1）正确佩戴颈托，利用颈托的固定支撑作用，可以增强颈部的稳定性，在静力状态下促进手术区域恢复。建议在医师指导下，正确地佩戴颈托，以及确定佩戴时间。

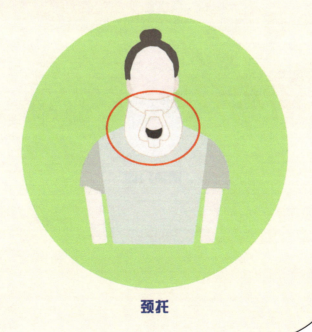

颈托

颈椎病的那些事

（2）颈椎手术后要注意睡姿，注意调节枕头的高度：侧卧入睡，枕头高度以颈椎水平为准；平躺入睡，枕头高度在 7～15 cm。切忌太高或太低，以免导致颈椎弯折，这样也会影响手术后的恢复。

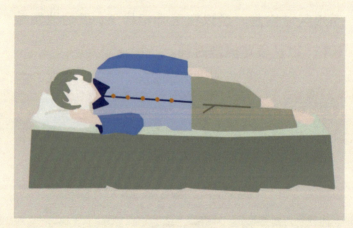

侧卧入睡

第二部分　颈椎病的防治

十五、颈椎病手术后的康复训练

颈椎病手术后的康复训练，对患者的恢复非常重要，除颈部功能康复训练外，需要配合四肢功能锻炼。在颈椎手术后的前 3 个月内进行正规的康复训练，是非常重要的。

十六、颈椎病手术后的具体康复措施

（1）早期平躺在病床上做深呼吸运动，可以降低肺部感染的概率。

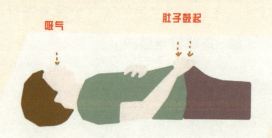

深呼吸

（2）增强颈部的稳定性。在手术后的 2 周左右，应适当进行颈部肌肉的功能锻炼，以缓慢的颈部活动为主，早期不宜做强度过大的活动。

第二部分　颈椎病的防治

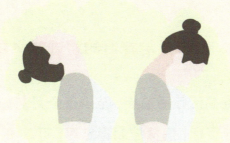

活动颈椎

　　（3）及早进行四肢功能锻炼。以远端小关节的活动慢慢向肢体大关节活动转移，以脚趾的背伸活动逐步延伸到大关节的屈伸锻炼，先平躺、半卧位、坐位，再下地走动锻炼。手术后的康复训练一定要在医师的指导下进行。

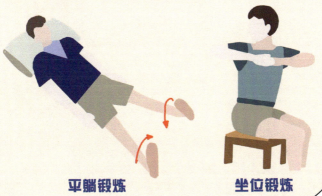

平躺锻炼　　　　坐位锻炼

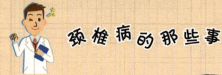

十七、颈椎病治疗后的复查有必要吗

颈椎病治疗后前期，至少每个月复查1次；达到治疗目标，病情控制稳定后，可3~6个月复查1次。如果症状加重、肌肉萎缩，或者出现大小便排便困难，或者出现四肢瘫痪，建议立即复诊，以免延误病情。

第二部分　颈椎病的防治

十八、颈椎病患者有哪些注意事项

颈椎病患者在生活中需要注意避免剧烈活动导致颈椎病加重。颈椎病的病程较长，反复发作，会影响日常生活和工作，所以患者要采取积极乐观的态度，消除紧张恐惧的心理，对疾病的治疗抱有信心。患者要注意休息，注意改变头部的体位，通过体育锻炼增加肌肉的力量，使症状有所好转。饮食方面要多吃木耳、蔬菜，这样能够缓解颈椎病导致的疼痛。

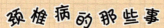

十九、日常生活中颈椎病的预防措施有哪些

（1）脑力劳动者要注意劳逸结合，避免长时间低头或伏案工作。

（2）注意活动颈椎关节，经常进行与日常工作姿势相反的动作或运动，加强颈椎功能锻炼。

（3）寒冷季节注意颈部保暖，避免受风寒。

（4）经常做双手抓空拳练习。

（5）经常做双手交替揉捏颈椎及颈部肌肉动作，用力适度；每天做双手交叉按压肩部动作，早晚各10次；在工作期间每天做颈椎的左右旋转和前屈后伸动作2次，每次1～2 min。

第二部分 颈椎病的防治

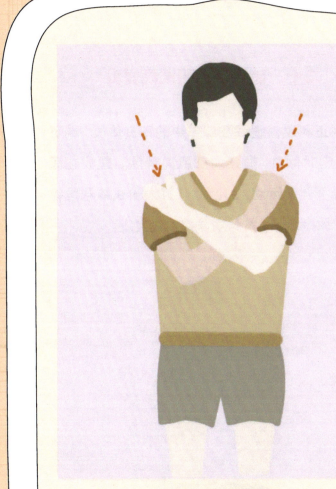

双手交叉按压肩部

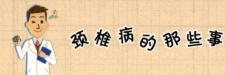

二十、如何避免颈椎病复发

　　纠正和改善睡眠及工作中的不良体位，端正坐姿，定时休息，做颈肩部肌肉锻炼。建议在医师指导下开展运动，如游泳、打太极或练八段锦等。需循序渐进，并长期坚持以免复发。

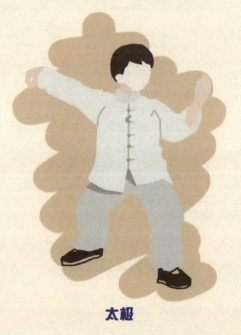

太极

第二部分　颈椎病的防治

二十一、颈椎病治疗后的效果

颈椎病目前还无法治愈,但是有效且规范的治疗,能够减轻或消除症状,维持患者正常的生活质量。

颈椎病的那些事

二十二、颈椎病的就医指南

对于高危人群，定期体检非常有必要，重视体检中的四肢感觉运动情况的检查。无论是不是高危人群，一旦体检中出现四肢感觉运动情况，都需要在医生的指导下进一步检查。发现四肢皮肤针刺感、触觉异常、双手不能扣扣子、脚踩棉花感等症状，高度怀疑颈椎病时，应及时就医。已经确诊颈椎病的患者，若发现四肢力量明显减退、大小便受到影响，应立即就医。